Cet album appartient à :

– – – – – – – – – – – – – –

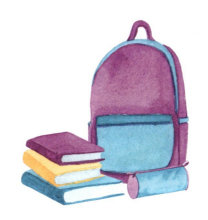

D1729306

Comment utiliser cet album :

- Coller la photo de classe sur la page de gauche et inscrire l'année scolaire, le nom du maître/de la maîtresse et le nom des élèves sur la page de droite

- Remplir la section "Souvenirs" à la fin de chaque année scolaire. La section "Souvenirs de mon école maternelle" se trouve après les pages consacrées aux photos de classe de maternelle. La section "Souvenirs de mon école primaire" se trouve à la fin du livre.

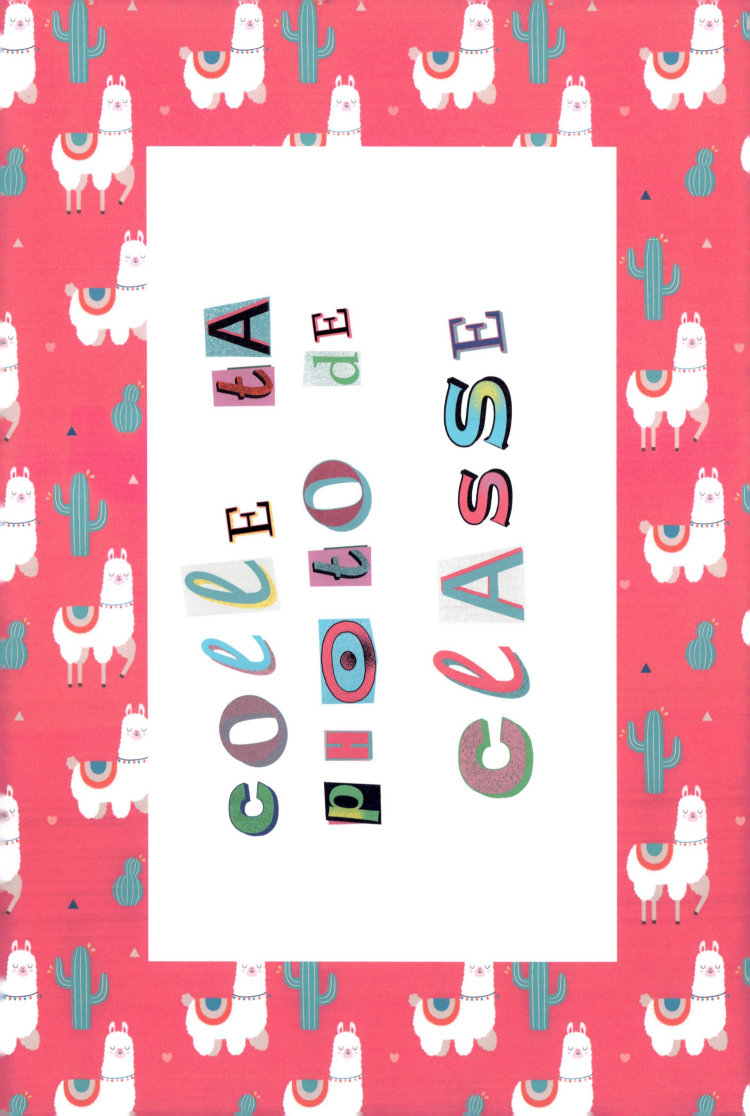

Mon année de Petite Section

ANNÉE SCOLAIRE : _ _ _ _ / _ _ _ _

Nom de mon maître ou de ma maîtresse :

_ _

Les élèves de ma classe s'appellent :

_ _

_ _

_ _

_ _

_ _

_ _

_ _

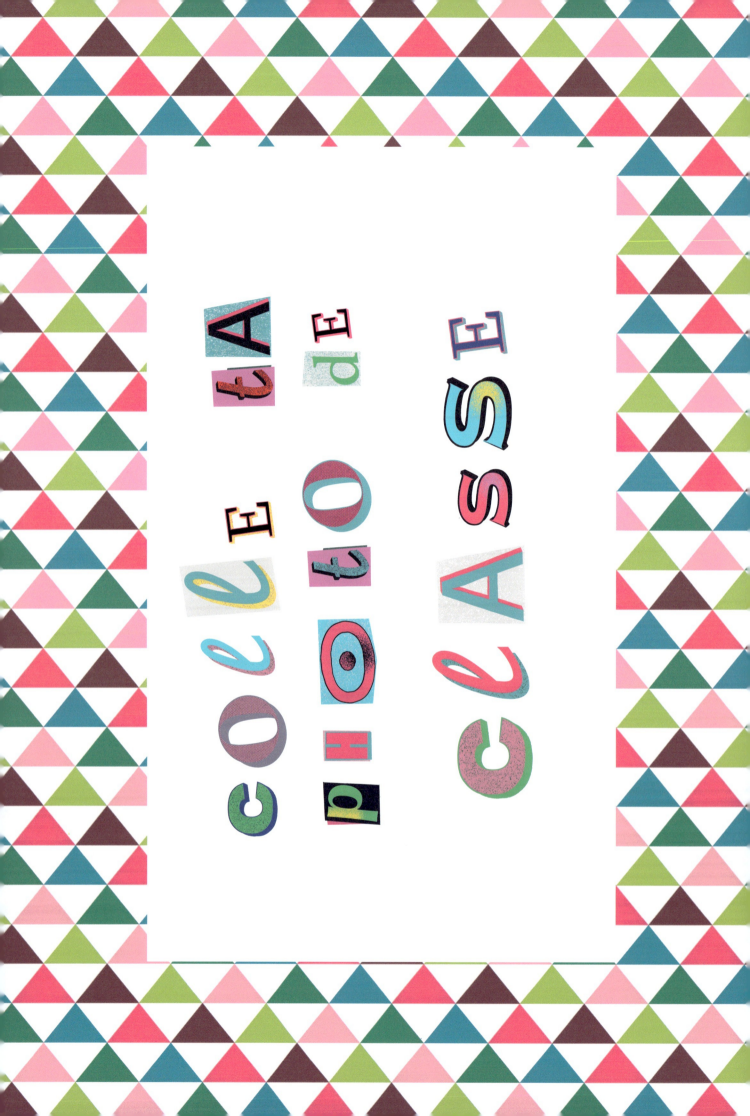

colle ta photo de classe

Mon année de Moyenne Section

ANNÉE SCOLAIRE : _ _ _ _ / _ _ _ _

Nom de mon maître ou de ma maîtresse :

- -

Les élèves de ma classe s'appellent :

- -

- -

- -

- -

- -

- -

- -

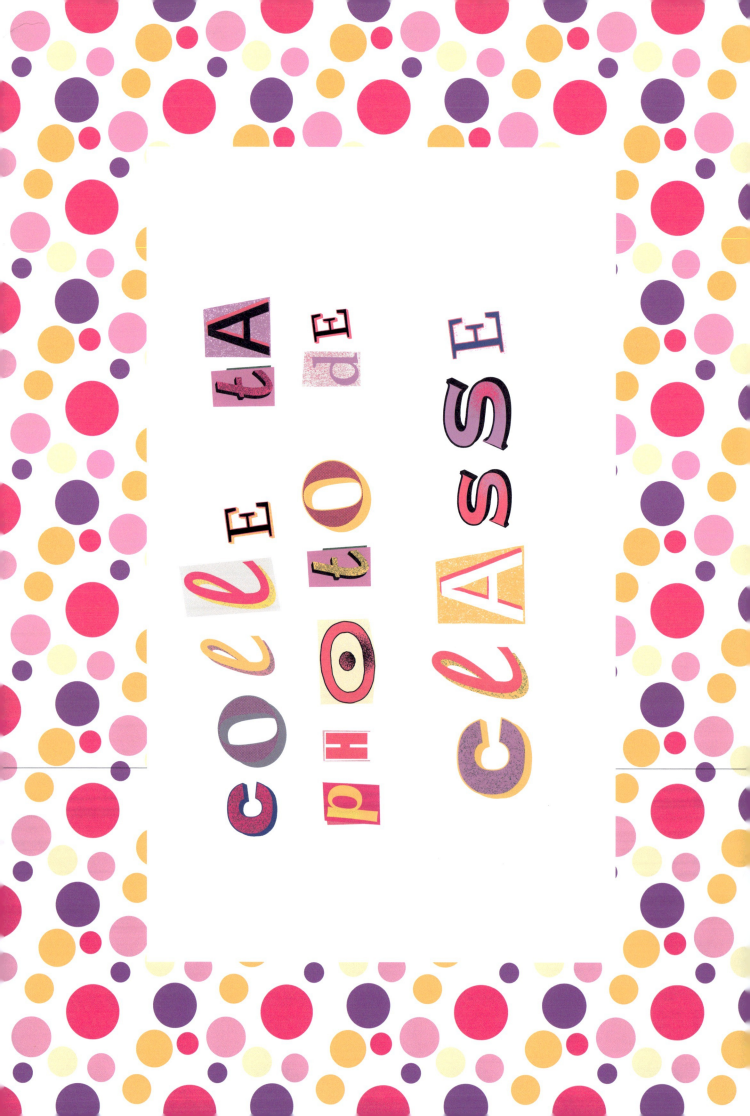

colle la photo de classe

Mon année de Grande Section

ANNÉE SCOLAIRE : _ _ _ _ / _ _ _ _

Nom de mon maître ou de ma maîtresse :

Les élèves de ma classe s'appellent :

Souvenirs de mon école maternelle

PETITE SECTION :

Ma couleur préférée : _ _ _ _ _ _ _ _ _ _ _ _ _ _ _ _

Mon animal préféré : _ _ _ _ _ _ _ _ _ _ _ _ _ _ _ _

Nom de mon ou ma meilleur(e) ami(e) : _ _ _ _ _ _ _ _ _ _ _ _ _

Mon jeu préféré à la récré : _ _ _ _ _ _ _ _ _ _ _ _ _ _ _ _ _

Mon meilleur souvenir de petite section : _ _ _ _ _ _ _ _ _ _ _

_ _

MOYENNE SECTION :

Mon plat préféré : _ _ _ _ _ _ _ _ _ _ _ _ _ _ _ _ _

Mon jouet préféré : _ _ _ _ _ _ _ _ _ _ _ _ _ _ _ _

Ma chanson préférée : _ _ _ _ _ _ _ _ _ _ _ _ _ _ _ _ _ _

Mon endroit préféré à l'école : _

Mon plus grand rêve : _

Mon meilleur souvenir de moyenne section : _ _ _ _ _ _ _ _ _

_ _

GRANDE SECTION :

Mon activité scolaire favorite : _ _ _ _ _ _ _ _ _ _ _ _ _ _ _

L'élève le plus rigolo de ma classe : _ _ _ _ _ _ _ _ _ _ _ _

Mon goûter préféré : _

Ma tenue préférée pour aller à l'école : _ _ _ _ _ _ _ _ _ _

_ _

Mon meilleur souvenir de grande section : _ _ _ _ _ _ _ _

_ _

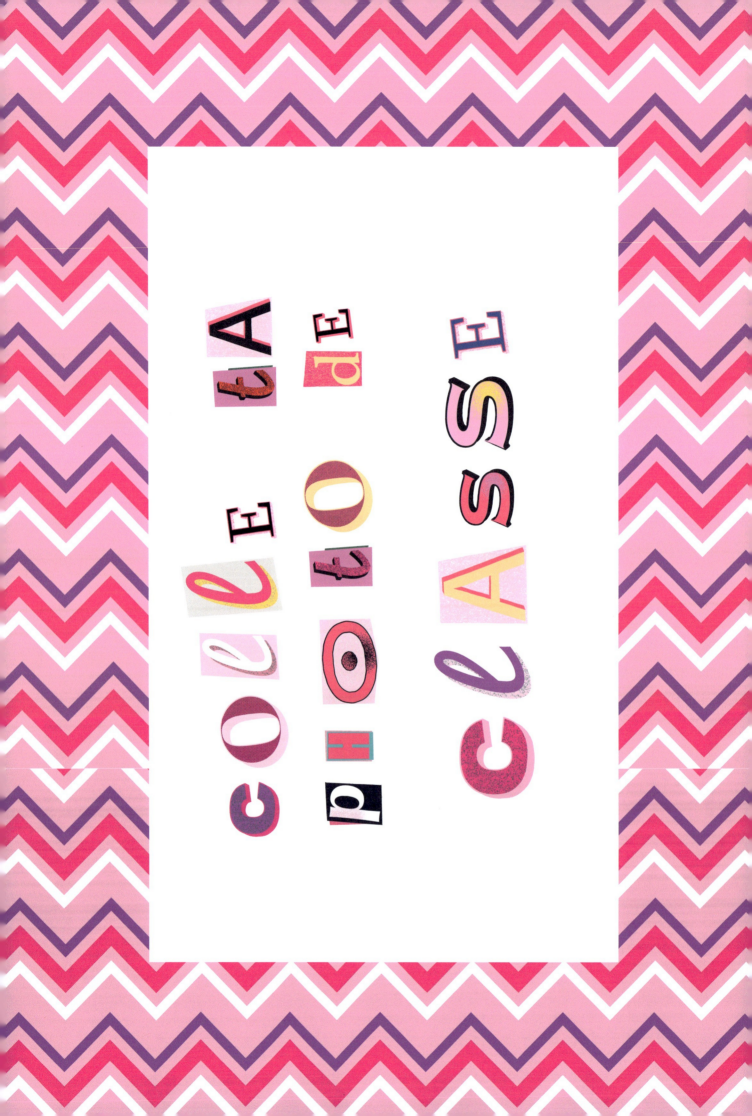

Mon année de CP

ANNÉE SCOLAIRE : _ _ _ _ / _ _ _ _

Nom de mon maître ou de ma maîtresse :

- -

Les élèves de ma classe s'appellent :

- -

- -

- -

- -

- -

- -

- -

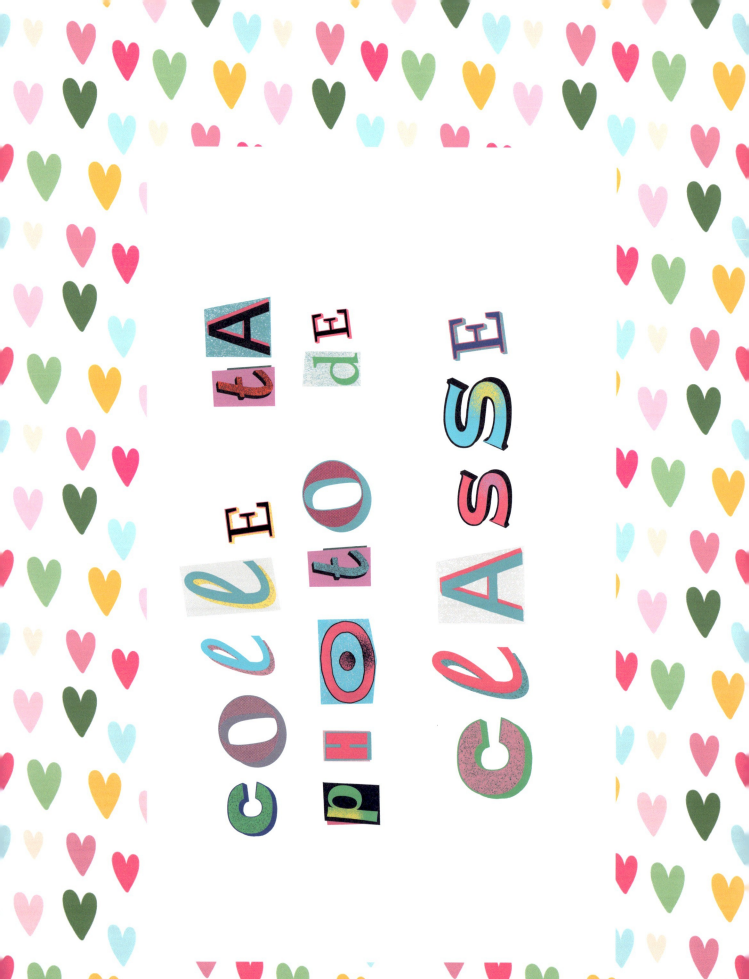

colle ta photo de classe

Mon année de CE1

ANNÉE SCOLAIRE : _ _ _ _ / _ _ _ _

Nom de mon maître ou de ma maîtresse :

_ _

Les élèves de ma classe s'appellent :

_ _

_ _

_ _

_ _

_ _

_ _

_ _

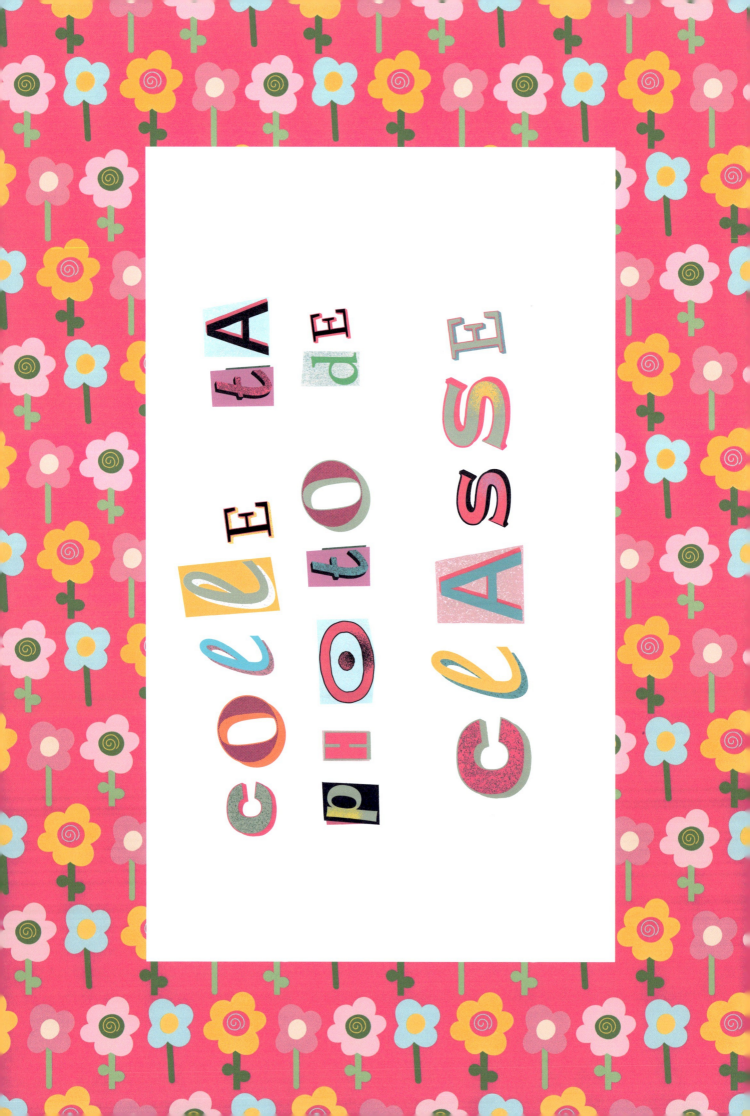

colle la photo de classe

Mon année de CE2

ANNÉE SCOLAIRE : _ _ _ _ / _ _ _ _

Nom de mon maître ou de ma maîtresse :

_ _

Les élèves de ma classe s'appellent :

_ _

_ _

_ _

_ _

_ _

_ _

_ _

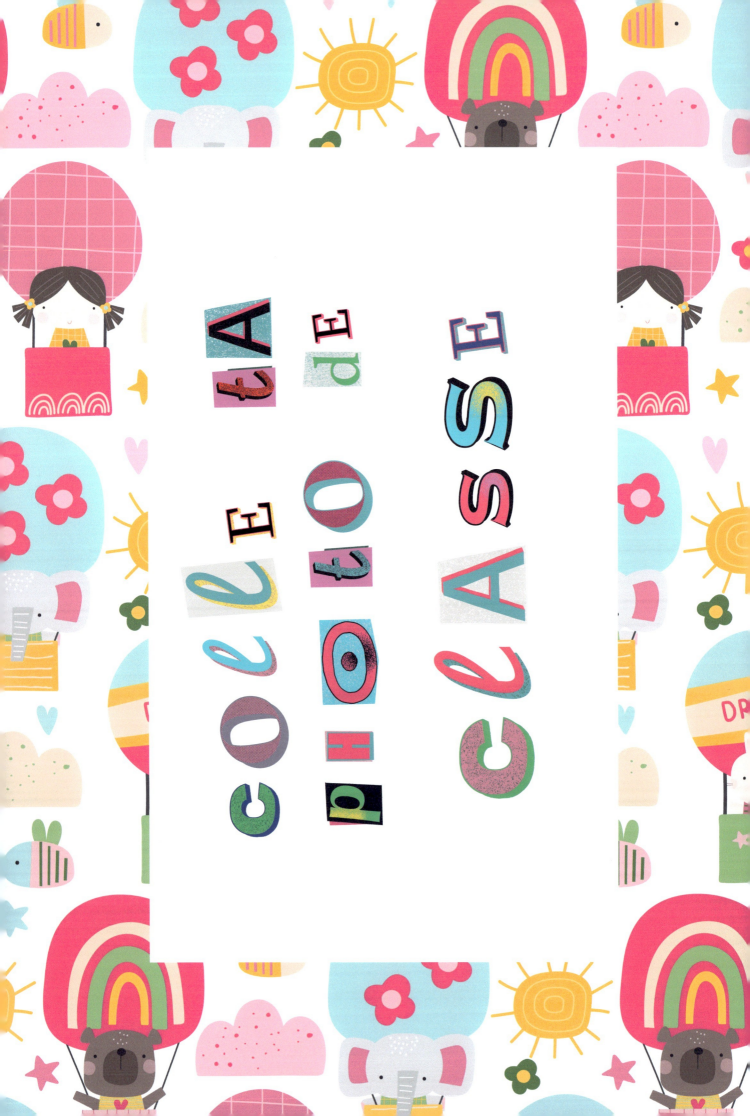

la photo de classe

Mon année de CM1

ANNÉE SCOLAIRE : _ _ _ _ / _ _ _ _

Nom de mon maître ou de ma maîtresse :

Les élèves de ma classe s'appellent :

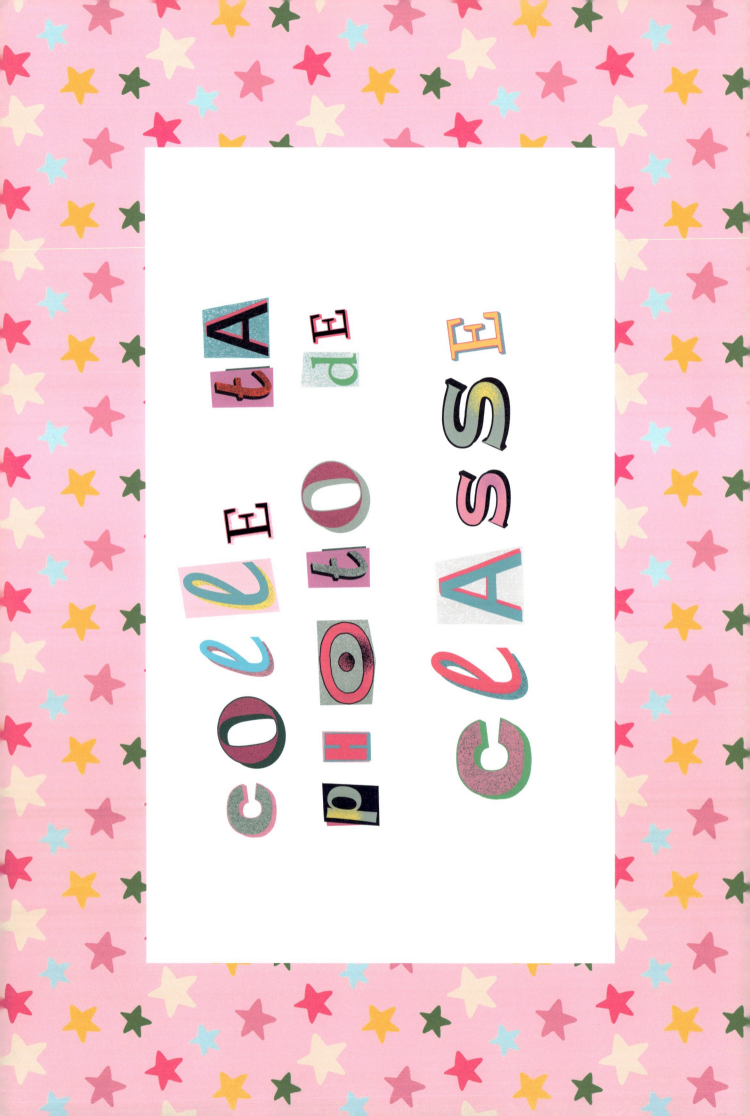

colle ta photo de classe

Mon année de CM2

ANNÉE SCOLAIRE : _ _ _ _ / _ _ _ _

Nom de mon maître ou de ma maîtresse :

Les élèves de ma classe s'appellent :

Souvenirs de mon école primaire

MON ANNÉE DE CP :

Nom de mon ou ma meilleur(e) ami(e) : _ _ _ _ _ _ _ _ _ _ _ _ _ _ _

Mon jeu préféré à la récré : _

Le métier que je veux faire plus tard : _ _ _ _ _ _ _ _ _ _ _ _ _ _ _

Mon livre préféré : _

Mon meilleur souvenir du CP : _ _ _ _ _ _ _ _ _ _ _ _ _ _ _ _ _ _

_ _

_ _

MON ANNÉE DE CE1 :

Mon mot préféré : _ _ _ _ _ _ _ _ _ _ _ _ _ _ _ _ _

Mon dessin animé préféré : _

La chose la plus drôle qui est arrivée à l'école cette année :

_ _

_ _

Mon meilleur souvenir du CE1 : _ _ _ _ _ _ _ _ _ _ _ _ _ _ _ _ _ _ _

_ _

_ _

MON ANNÉE DE CE2 :

Mon fruit préféré : _ _ _ _ _ _ _ _ _ _ _ _ _

La chose la plus utile que j'ai apprise cette année : _ _ _ _ _ _

_ _

Si j'avais un super-pouvoir, ce serait : _ _ _ _ _ _ _ _ _ _ _ _ _ _ _ _ _

Ce dont je suis le plus fièr(e) chez moi, c'est : _ _ _ _ _ _ _ _ _

_ _

Mon meilleur souvenir du CE2 : _ _ _ _ _ _ _ _ _ _ _ _ _ _ _ _

_ _

_ _

MON ANNÉE DE CM1 :

Mon film préféré : _

Nom de mes voisins de classe : _ _ _ _ _ _ _ _ _ _ _ _ _ _ _ _ _

La blague la plus drôle que je connaisse : _ _ _ _ _ _ _ _ _ _ _

_ _

_ _

Mon dessert favori : _

Mon meilleur souvenir du CM1 : _ _ _ _ _ _ _ _ _ _ _ _ _ _ _ _

_ _

_ _

MON ANNÉE DE CM2 :

Mes passions : _

Ce que je fais pendant la récré : _ _ _ _ _ _ _ _ _ _ _ _ _ _ _ _ _

_ _

Mon meilleur souvenir du CM2 : _ _ _ _ _ _ _ _ _ _ _ _ _ _ _ _

_ _

Comment j'imagine le collège : _ _ _ _ _ _ _ _ _ _ _ _ _ _ _ _ _ _

_ _

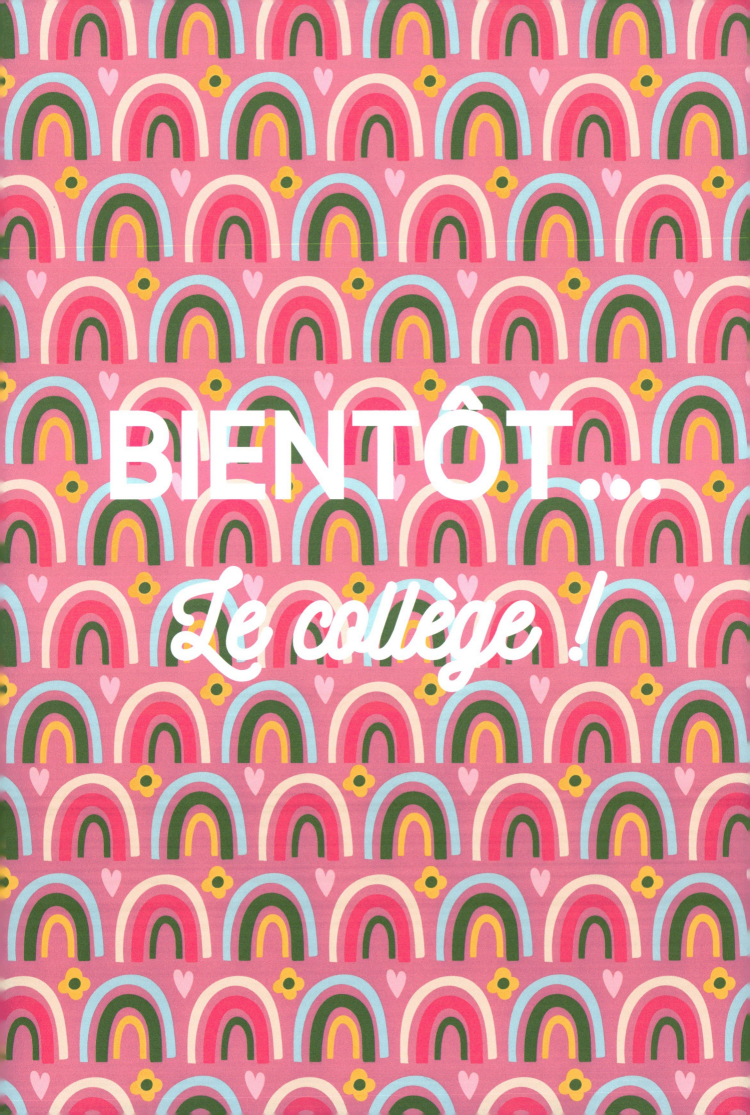

Printed in France by Amazon
Brétigny-sur-Orge, FR

16775557R00016